AF280933

Herstellung und Verlag:
Books on Demand GmbH, Norderstedt

ISBN 978-3-8423-7274-0

Titelbild : © Susann von Wolffersdorff/Pixelio
www.pixelio.de

Emetophobie

Mein Weg zurück in ein
fast normales Leben.

Inhaltsverzeichnis

Einleitung

Die Emetophobie wird als eine Spezifische Phobie klassifiziert und stellt eine noch weitestgehend unbekannte phobische Erkrankung dar, bei der die Betroffenen eine unnatürliche, irrationale Angst gegenüber dem Erbrechen haben und allen Themen, die sich damit befassen.

Es fällt Unerfahrenen oft schwer die Emetophobie zu erkennen oder zu diagnostizieren. Sie ist eine eigenständige Krankheit und den Betroffenen ist durchaus bewusst , dass ihre Ängste irrational und unangemessen sind. Sie können sich jedoch nicht dagegen wehren. Die Angst ist unterschwellig ständig vorhanden und macht es den Betroffenen schwer, ein normales Leben zu führen.

Kapitel 1

Erbrechen... nicht gerade ein tolles Thema für ein Buch werden sich jetzt einige von Ihnen wahrscheinlich denken.

Und dennoch schreibe ich hier über eine Krankheit, die kaum jemand kennt. Emetophobie. Die Angst vor dem Erbrechen. Bei der Emetophobie haben die Betroffenen eine irrationale Angst gegenüber dem Erbrechen und allen Themen, die sich damit befassen. Sei es der Nachbar, der grade eine Grippe hat und so aussieht als müsste er sich vielleicht übergeben oder die beste Freundin, die grade ein Baby erwartet. Die Möglichkeiten sind fast grenzenlos. Die Betroffenen sind sich darüber im Klaren, dass ihre Angst unnatürlich und unangemessen ist aber sie können die Angst einfach nicht abschalten. Sie ist unterschwellig immer und überall da und macht es den Betroffenen meist

unmöglich, ein normales Leben zu führen. Ich bin 24 Jahre alt (bzw. jung ☺) und leide nunmehr an dieser Krankheit, seit ich etwa 14 Jahre alt war. Ob ich es damals schon gewusst habe? Natürlich nicht, denn wer spricht schon offen darüber und wer ekelt sich nicht vor dem Erbrechen? Früher sagte man mir, es sei völlig normal, sich zu übergeben, denn der Magen muss ja das schlechte im Körper wieder rausschmeißen. Klingt ja auch logisch irgendwie. Doch ist es normal, ständig Angst davor zu haben, sich übergeben zu müssen? Oder ist es normal, immer hin und her und hin und her zu laufen, wenn einem übel ist?
Und intuitiv bestimmte Nahrungsmittel zu vermeiden, um eine Übelkeit um jeden Preis zu verhindern?

Bis vor 2 Jahren hatte ich nicht die leiseste Ahnung, dass dies eine Krankheit sein könnte. Ich dachte, dass ich damit schon irgendwie klarkommen würde und habe es verdrängt. Ich habe brav auf Alkohol verzichtet und Sachen gemieden, von denen ich wusste, dass sie nicht gut für mich sind. Und so kam ich ganz gut klar in meinem bisherigen Leben.

Selbst den Traum von Kindern wollte ich verdrängen. Aber dann spielte mir das Schicksal einen Streich und ich wurde schwanger. Und nun war ich das erste Mal gezwungen, mich mit meiner Angst zu beschäftigen und mich ihr zu stellen.

Kapitel 2

Morgens, 5 Uhr auf der Toilette. Ich hielt den Schwangerschaftstest in meinen Händen und wanderte vom Klo zum Waschbecken und wieder zurück. Die Wartezeit kann ziemlich lang sein. "Schwanger, 2-3 Wochen".

Ich traute meinen Augen nicht. Ich weiß noch, ich habe mich sehr gefreut und meinem Freund ein Foto vom Test geschickt und wir haben kurz telefoniert . Dann musste ich zur Arbeit und ich habe mir erstmal nichts anmerken lassen. Mir war nicht übel, ich musste mich nicht übergeben. Es war alles super bis zum 3. Monat. Doch auch hier spielte man mir einen Streich. Man sagt, die Übelkeit vergeht nach den ersten 3 Monaten, doch bei mir begann sie dann erst.

Da war sie wieder, diese Panik. Ich wollte mich um keinen Preis übergeben. Ich hatte solche Angst. Aber wie das so ist mit der Übelkeit in der Schwangerschaft, man kann sie nicht aufhalten, wenn sie erst einmal in Gang ist. Ich versuchte mich irgendwie abzulenken. Fing an abzuwaschen um die Übelkeit zu verdrängen. Legte mich auf die Couch und sah fern. Trank einen Schluck Wasser. Aß einen Teller Hühnernudelsuppe. Ich weiß nicht warum ich dachte, dass die Suppe gut für mich sei. Wahrscheinlich weil meine Oma so was immer gemacht hatte, wenn ich krank war. Und irgendwie fühlte ich mich danach auch immer besser. Doch dieses Mal blieb es mir leider nicht erspart. Schon auf dem Weg zur Toilette musste ich mich übergeben. Durch diese panische Angst verkrampfte sich alles in mir und ich hatte nichts mehr unter Kontrolle. Während ich vor der Toilette kniete und mich übergab, versuchte ich immer wieder es aufzuhalten und verkrampfte umso mehr.

Bis ich schließlich keine Luft mehr bekam. Ich dachte, jetzt ist es vorbei mit mir, aber dann dachte ich an meinen Freund und mein ungeborenes Baby und das ich ihn unmöglich allein lassen konnte. Also riss ich mich zusammen, versuchte mich zu entspannen und zu atmen. Und es funktionierte tatsächlich. Kurze Zeit später stand ich auf und unter Tränen rief ich meinen Freund an, er sollte mich doch bitte abholen. 2 Stunden später kam er zur Tür herein und nahm mich in den Arm. Ich erzählte ihm, was vorgefallen war und er verstand es gut, mich zu trösten.

Arbeiten? Konnte ich von diesem Zeitpunkt aus nicht mehr. Ich hatte Angst. Todesangst.

Mein Freund nahm mich mit in meine Heimatstadt, wo ich die restliche Zeit meiner Schwangerschaft verbrachte. Ich wollte einfach nicht allein sein. Die Angst war zu groß, dass sich solch ein Vorfall wiederholen könnte. Dass ich allein wäre, wenn ich fast ersticke und niemand da wäre, der mir helfen könnte. Ich suchte mir eine neue Frauenärztin, die mich in dieser Zeit sehr unterstützt hatte. Sie diagnostizierte eine Hyperemesis, eine übermäßige und anhaltende Übelkeit und Erbrechen während der Schwangerschaft. Sie hatte ja keine Ahnung, dass ich Angst vor dem Erbrechen habe. Doch mit jeder Untersuchung und mit jedem Gespräch mit ihr schien es ihr klarer zu werden. Und schon bald erkannte sie, dass es kein schwangerschaftliches Problem mehr war, sondern ein psychisches. Sie erzählte mir, dass sie auch mit psychischen Problemen in der Schwangerschaft vertraut ist und viele Lehrgänge dazu absolviert hatte. Sie versuchte so gut es ging mich zu verstehen und mir zu helfen. Sie befreite mich von der Arbeit, verschrieb mir Antidepressiva, die für solche Fälle geeignet sind und bot mir an jederzeit vorbei zu kommen, wenn ich reden wollte. Hierfür ein großes Dankeschön an meine Frauenärztin. Aus Scham jedoch nahm ich ihr Angebot nicht war und ging nur zu den normalen

Untersuchungen zu ihr. Heute bereue ich, dass ich nicht öfter hingegangen bin und mich ausgesprochen habe. Ich denke, wenn man schon Hilfe angeboten bekommt, sollte man sie auch annehmen. Es hätte mir sicher gut getan, mit einem "Spezialisten" darüber zu reden.

Von diversen anderen Leuten wurde ich in meiner Schwangerschaft nur belächelt. Ich denke, sie dachten, dass ich nicht arbeiten gehen will, dabei konnte ich doch nicht. Sätze wie " Schwangerschaft ist doch keine Krankheit" oder " Du kannst es doch wenigstens mal versuchen " waren in den ersten Monaten mein ständiger Begleiter. Manchmal hatte ich dann ein schlechtes Gewissen aber was sollte ich machen? Es ging einfach nicht. Und böse sein konnte ich den Leuten auch nicht, sie hatten ja schließlich keine Ahnung wie es mir ging. Also hatte ich's meistens einfach ertragen. Ins eine Ohr rein, ins andere wieder raus.

Nun, die Tabletten haben mir nur bedingt geholfen, denke ich.

Es war aufgrund der Schwangerschaft nur eine geringe Dosierung und daher halfen sie mir eher beim Einschlafen, da sie müde machten. Meine Ärztin meinte, die Tabletten würden die Stimmung heben aber so war es nicht. Und so war die Emetophobie 7 Monate lang wieder mein ständiger Begleiter.

Mit der Emo ist das so eine Sache. Da man ständig an die Übelkeit und ans Erbrechen denken muss, wird es einem auch irgendwann übel. Die Macht der Gedanken ist sehr groß. Umso mehr man an eine Sache denkt, umso mehr versetzt sich der Körper in sie hinein. Und da ich immer wieder an diesen Vorfall denken musste, bei dem ich fast erstickt wäre, war mir auch immer wieder übel. Also versuchte ich von nun an jeden Tag aufs Neue mich abzulenken und die Übelkeit zu verdrängen.

Jeden Tag ging ich zum Mittag zu meinen Großeltern, was mir am Anfang nicht leicht viel, da ich aufgrund der Übelkeit keinen Appetit hatte. Ich aß meistens nur soviel, dass ich genau wusste, ich könnte mich nicht "überfressen". Denn wenn man zuviel isst, wird einem schlecht. Am Anfang ging ich kaum aus dem Haus. Ich hatte Angst in Situationen zu geraten, bei denen mir schlecht wird. Fast Food, Restaurantbesuche oder Lieferservices waren tabu; ich befürchtete etwas Verdorbenes oder Unabgewaschenes zu verzehren, wovon mir übel werden könnte. Schon beim Anblick von Fleisch stellten sich meine Nackenhaare auf. Ich aß nur Dinge, von denen ich mir sicher war, das sie "sauber" sein würden.

Schon bald fiel mir zu Hause jedoch die Decke auf den Kopf. Ich fühlte mich allein und wusste nichts mit mir anzufangen. Man kann ja schließlich nicht jeden Tag Kreuzworträtsel lösen oder sauber machen.

Also unternahm ich von nun an so oft es ging etwas mit meiner Mutter oder meinem Freund, wenn er von der Arbeit kam. Aber die Zeit, die ich allein verbrachte, setzte mir immer noch sehr zu.

Schon wenn ich morgens die Augen öffnete, musste ich an die Übelkeit denken. Sie war allgegenwärtig und fast zu jeder Zeit präsent. Schon wenn ich mir morgens die Zähne putzen wollte, musste ich würgen. Ich versuchte immer wieder mich zusammenzureißen aber sobald etwas in die Nähe meines Halses kam oder ich die Toilette sah, kam alles wieder hoch.

Ich legte mir gewisse Gewohnheiten zu, um den Gedanken an die Übelkeit auszublenden. Ich frühstückte lange vor dem Fernseher. Jeder Bissen kostete mich Überwindung, da ich Angst hatte es könnte wieder hochkommen. Aber der Fernseher lenkte mich etwas davon ab. Wenn ich auf die Toilette musste, vermied ich es, die Toilette anzusehen; ich setzte mich einfach drauf oder schloss die Augen und den Deckel schloss ich hinterm Rücken. Obst und Gemüse wurde von nun an gründlich geschrubbt oder abgewaschen und komische Stellen herausgeschnitten. Wenn ich etwas aus dem Kühlschrank genommen hatte, galt mein erster Blick dem Mindesthaltbarkeitsdatum. Alles, was ohne Verpackung dastand und wo das MHD nicht mehr ersichtlich war, wurde vorsichtshalber weggeschmissen. An Milch, Sahne oder Käse wurde vor dem Verzehr gerochen, ob die Sachen noch gut sind.

Solche oder ähnliche Gewohnheiten haben viele Emetophobiker, um sich von den Gedanken an die Übelkeit abzuwenden oder dafür zu sorgen, dass sie gar nicht erst auftritt. Es kann jedoch mitunter gefährlich werden sich solche anzueignen, denn bei einigen Emos werden die Gewohnheiten irgendwann zu Zwängen, die sie nicht mehr kontrollieren können. Die einen schrubben den Boden, obwohl dieser sauber ist, die

anderen putzen dreimal hintereinander das
Bad. Und wieder andere nehmen schon bei
kleinsten Anzeichen Medikamente ein, was
den Körper auf Dauer natürlich schädigt.
Von einer Abhängigkeit ganz zu schweigen.
Auch ich nahm solche Medikamente ein,
aber nicht ohne schlechtes Gewissen
meinem Baby gegenüber.

Bei jeder Vorsorgeuntersuchung war ich
erleichtert, wenn es dem Baby gut ging.
Jedes Mal hörte ich den Satz " Frau
Thomas, sie haben ein sehr mobiles Baby.".
Man kann das Baby natürlich schlecht
fragen, wie es ihm geht, aber ich vertraute
meiner Ärztin voll und ganz und hoffte, dass
mein Baby nicht spüren würde wie es mir
geht oder was ich grade fühle. Sonst
bräuchte es vermutlich auch Antidepressiva.

Als ich etwa im 6. Monat schwanger war, hatte ich mich tatsächlich in ein Restaurant getraut und Spargel mit Spinat und Sauce Hollandaise gegessen. Ich glaube, solch eine Zusammenstellung essen auch nur Schwangere. Anschließend sind mein Freund und ich mit meiner Mutter und meinen Großeltern zu einem großen Flohmarkt gefahren. Dort verbrachten wir den Nachmittag und am Abend hatten wir uns noch was vom Italiener bestellt. Leider kam ich nicht mehr dazu, die Sachen zu essen. Ich musste mich wieder heftig übergeben. Mein Freund kam ins Bad und versuchte mich zu beruhigen. Leider ohne Erfolg. Ich zeigte ihm das Zeichen für Anruf mit Daumen und kleinem Finger. Und er kapierte schnell. Er sagte meiner Mutter, dass sie den Notarzt rufen soll. Als ich meine Mutter da so völlig perplex in der Tür stehen sah, begann ich auf einmal wieder ruhiger zu atmen. Noch mal davongekommen, dachte ich.

Es war schlimm für mich sie so zu sehen.
Meine Mutter war sichtlich schockiert und
konnte glaube ich die ganze Nacht kein
Auge zutun. Um sie zu beruhigen
versicherte ich ihr, dass alles in Ordnung sei
und das es mir wieder besser gehen würde.
Ich wollte einfach nicht, dass sie sich
meinetwegen Sorgen macht.

Dieses Mal ließ mich der Vorfall nicht mehr
los. Ich musste immer und immer wieder
daran denken. Konnte nichts essen, konnte
nicht schlafen. Ich war den ganzen Tag
müde und konnte abends nicht einschlafen.
Auch nicht mit den Tabletten. Ich lief nachts
wie eine Verrückte durch die Wohnung,
immer hin und her und hin und her. Aß
einen Bissen Toastbrot, trank etwas Wasser,
alles Dinge wovon einem normalerweise
nicht schlecht werden kann. Manchmal sah
ich nachts fern und legte mir ein Heizkissen
auf den Magen. Oder ich spielte die halbe

Nacht wie besessen ein und dasselbe Handyspiel. Frühmorgens gegen 4 oder 5 Uhr ging ich in den Garten und schoss einen Tennisball vor mir her, während mein Freund noch schlief. Hätte mich jemand gesehen, hätte er mich sicherlich einweisen lassen. Mein Freund musste immer gegen 7 Uhr zur Arbeit. Manchmal war ich dann immer noch draußen oder schon wieder. Er durfte mich in dieser Situation nicht anfassen. Ich glaube, ich war wie in Trance und ohne es zu wollen, empfand ich ihn als Störung. Dies hat mir immer sehr Leid getan, vor allem weil ich nicht wusste, wie ich ihm das erklären soll. Ich war in dieser Zeit sehr abweisend und fürchtete manchmal, ihn deswegen zu verlieren. Aber er unterstützte mich und tröstete mich wo er nur konnte.

Als mir an einem Abend sehr schwindlig war, bat ich meinen Freund mich ins Krankenhaus zu bringen. Dort bekam ich Infusionen und Medikamente gegen meine Übelkeit. Hauptsächlich Vomex, erst als Infusion und später als Zäpfchen. Und wenn es mir sehr mies ging bekam ich auch mal MCP. Aber wirklich geholfen hat nichts von alledem. Auch im Krankenhaus lief ich nachts hin und her, ging auf den Balkon um frische Luft zu schnappen oder setzte mich ans Fenster. Ein Glück hatten meine Zimmergenossinnen das nicht mitbekommen. Von Vomex wurde mir immer schwindlig und als ich dies den Schwestern sagte, meinten sie, dass dies klar sei, wenn ich mich nicht hinlegen würde. Aber wenn ich mich hinlegte, wurde die Übelkeit wiederum stärker. Es war ein Teufelskreislauf. Nachts hatte ich das Gefühl, ich würde der Schwester auf die Nerven gehen. Immer wenn ich klingelte, weil mir stark übel war, sah sie mich mit diesem bestimmten Blick an und meinte ich müsste doch auch mal versuchen ohne Medikamente auszukommen und das sie mir schon alles gegeben hätte, was sie kann. Sie könne doch nicht nur wegen mir Ingwerwurzeln einfliegen lassen oder dergleichen. Ich hab gedacht, ich spinne. Ich hatte nur gehofft, dass diese Person nicht später meine Hebamme sein würde.

Als die Ärzte nach einer Woche außer akutem Eisenmangel nichts feststellen konnten und es dem Baby gut ging, wurde ich wieder entlassen.

Von diesem Zeitpunkt an hatte ich mich dazu entschieden der Sache auf den Grund zu gehen. Ich dachte, wenn noch nicht einmal Ärzte mir helfen können, muss ich wenigstens versuchen, mir selbst zu helfen.

Warum war mir eigentlich immer übel? Hatte ich das früher schon? Bin ich als Kind auch immer auf und ab gegangen wenn mir schlecht war? Und vor allem, habe ich mich als Kind auch schon dermaßen übergeben, das ich fast erstickt wäre? Und gibt es vielleicht andere Menschen, denen es ebenso ergeht wie mir? Ich brannte darauf, diese Fragen beantworten zu können und das Geheimnis zu lüften. Also ging ich zu einer sehr zuverlässigen Quelle : meiner Mutter.

Kapitel 3

Ich fragte sie aus als gäbe es kein Morgen
mehr. Wir schwelgten in Erinnerungen und
alles in allem war aus dem Verhör ein sehr
schöner Abend geworden. Ich erfuhr, das ich
mal an Salmonellen erkrankte. Und dass ich
mich nach einer Party mal sehr ausgiebig
übergeben hatte. Aber alles in einem
normalen Rahmen. Es kam raus, was raus
musste, ohne Panik, ohne fast zu ersticken.
Und auch als Kind habe ich mich normal
übergeben.
 Aha, also ging es mir nicht immer so. Die
Fragen stellte ich meiner Mutter immer so
nebenbei, sie sollte ja keinen Verdacht
schöpfen. Mütter haben einen siebten Sinn
dafür, wenn etwas im Busch ist. Sie fragte
mich auch warum ich das wissen will aber
ich fing schnell mit einem anderen Thema
an und sie hatte ihre Frage wieder

vergessen.

Ich lag die halbe Nacht wach und versuchte mich daran zu erinnern, wann ich mich das erste Mal so übergeben hatte. Und irgendwann fiel es mir auch ein. Es war eine Familienfeier, ein Ex-Freund von mir. Seine ganze Familie war da. Den ganzen Abend tranken sie Mazedonischen Kadarka (ein Billigwein würde ich sagen) und schenkten mir auch immer wieder ein. Ich hatte vorher noch nie Wein getrunken und eigentlich schmeckte er mir ganz gut. Ich merkte erst nach vielen Gläsern seine Wirkung. Ich stand auf, um zur Toilette zu gehen und merkte wie sich alles drehte. Ich bat meinen Freund mich nach Hause zu bringen. Als ich am Abend nach Hause kam und mich ins Bett legen wollte, überkam es mich auch schon. Dies war das erste Mal. Hier lag der Grundstein für meine Misere. Ach wie verfluchte ich diesen Tag. Immer und immer wieder fragte ich mich, was wohl gewesen wäre, wenn ich an jenem Abend nichts getrunken hätte. Hätte ich mich irgendwann trotzdem so übergeben, wie an diesem Abend? Oder wäre vielleicht alles normal gelaufen und ich hätte heute keine Emetophobie? Nun, ich werde es leider nie erfahren, also lohnt es sich auch eigentlich nicht, darüber nachzudenken. An diesem Abend konnte ich das erste Mal seit Monaten wieder gut einschlafen.

Ich kann nur allen Emos empfehlen, herauszufinden wo die Ursache für die Angst liegt, denn nur dann kann man auch versuchen, sie zu bewältigen. Ich denke, die wenigsten Emos haben diese Angst schon ihr ganzes Leben. Es gibt doch sicher auch eine Zeit davor, eine Zeit, in der man noch keine Angst hatte. Diese Angst muss doch irgendwo herkommen. Meist ist sie ein Schlüsselerlebnis vergangener Tage. Eine schlechte Erfahrung mit dem Erbrechen oder Ähnliches. Ein bestimmter Augenblick so wie bei mir.
Am nächsten Morgen frühstückte ich so wie

immer, ausgiebig und vor dem Fernseher und nebenbei überlegte ich, wann ich mich das 2. Mal so übergeben hatte. Ich war bis jetzt selten krank in meinem Leben, also war daran nicht zu denken.

Als ich 15 Jahre alt war, zog ich zu Hause aus und zu meinem damaligen Freund etwa 250 km von meiner Heimatstadt. Ich suchte mir eine Arbeit und bekam ein Jahr später dort eine Ausbildungsstelle. In dieser Zeit dachte ich kaum noch an den Vorfall. Bis ich etwa 17 Jahre alt war. Ich stand eines Morgens auf und mir war speiübel. Ich rannte zur Toilette und musste mich übergeben. Das gleiche Spiel wie damals. Ich geriet in Panik, drohte zu Ersticken. Mein damaliger Freund versuchte mich zu beruhigen. Es gelang ihm aber nicht. Schließlich rief er den Notarzt. Doch bis dieser eingetroffen war, hatte ich es geschafft, mich selbst zu beruhigen. Als der Notarzt eingetroffen war, fragten sie als erstes nach meiner Versicherungskarte. Sehr nett, wenn ihr mich fragt in Anbetracht dessen, dass ich fast erstickt wäre. Sie hatten nur Blutdruck gemessen und meinten ich solle einen Arzt aufsuchen. Und so verschwanden sie wieder. Mein Freund jedoch war schockiert und wollte zu Hause bleiben. Ich schickte ihn zur Arbeit und ging zum Arzt, sobald dieser offen hatte. Ich erklärte ihm, was vorgefallen war. Was meint ihr, was er gemacht hat? Nichts. Einfach nichts. Er schaute sich meinen Hals an und meinte ich hätte mir eine Grippe eingefangen. Klasse Diagnose fürs fast Ersticken. Keine Überweisung, keine guten Ratschläge, nur ein Medikament gegen Husten, Schnupfen, Heiserkeit. Ich verließ das Ärztehaus und konnte eigentlich gar nicht fassen, was da grade passiert war. Er war nicht mal im geringsten darauf eingegangen, warum ich mich so übergeben hatte. Mein Vertrauen in Ärzte war von diesem Zeitpunkt an getrübt.

Ich denke an diesem Tag begann meine Emetophobie. Von diesem Tag an vermied ich Alkohol und Nahrungsmittel, bei denen die Wahrscheinlichkeit groß war, dass mir schlecht werden könnte. Ich aß weniger um mich nicht übel fühlen zu müssen und dachte sehr oft an jenen Morgen. Nach außen hin ließ ich mir jedoch nichts anmerken. Ich dachte, dass mich sowieso niemand verstehen würde und ich hatte Angst ausgelacht zu werden. Die meisten Menschen haben einen natürlichen Ekel vor dem Erbrechen. Aber wie erklärt man jemandem, dass man panische Angst davor hat? Ich schämte mich irgendwie und dachte, dass ich nicht normal sei. Millionen Menschen übergeben sich ohne Angst, ohne Panik, sie lassen es einfach raus. Das kann doch nicht so schwer sein, dachte ich.

Viele Emetophobiker vermeiden ebenso gewisse Nahrungsmittel und Alkohol, wie

ich es getan habe oder essen nur geringe
Mengen oder sogar gar nichts. Aus diesem
Grund diagnostizieren viele Ärzte falsch
ohne es zu wissen. Sie denken in erster
Linie an Essstörungen wie z.B. Magersucht
und können Emos deswegen nicht helfen.
Es ist wichtig, dass wir uns unseren Ärzten
öffnen und genau erzählen wie uns zumute
ist. Denn sonst kann uns einfach nicht
geholfen werden. Wie gesagt, ist die
Krankheit noch recht unbekannt. Aber nur
aus dem Grund, dass wir uns dafür schämen
und selten offen darüber reden. Wie sollen
uns denn die Ärzte helfen, wenn wir ihnen
gar nicht erzählen, was mit uns los ist?

Natürlich werden die meisten Emos
schließlich an Psychologen überwiesen,
doch schämen brauchen wir uns deswegen
nicht. Es sind Ärzte wie andere auch. Und
es ist definitiv ein psychologisches Problem.
Alles fängt im Kopf an und dessen sind wir
Emos uns auch durchaus bewusst.
Spätestens dann, wenn wir alles organische

ausschließen können. Und wenn ein Psychologe uns eventuell helfen könnte, warum sollten wir es dann nicht einfach versuchen? Zu verlieren haben wir doch eh nichts. Wir können nur gewinnen!

Kapitel 4

Durch die Eisentabletten verschwand mein Schwindelgefühl allmählich. Ich musste öfter zur Vorsorgeuntersuchung zu meiner Frauenärztin, um meinen Eisenwert kontrollieren zu lassen. Doch ich war ganz froh darüber, denn so kam ich aus dem Haus.

Ich glaube, wenn ich nicht so viele liebe Menschen um mich gehabt hätte, wäre ich den ganzen Tag zu Hause geblieben und hätte mich verkrochen.

Es ist wichtig, als Emetophobiker die Ablenkung zu suchen und am täglichen Leben teilzunehmen. Man darf sich nicht zu Hause verkriechen.
Wenn man sich nicht aus den eigenen 4 Wänden bewegt, wird die ganze Sache noch

schlimmer. Man hat immer weniger Freunde, weil man ständig Verabredungen ausschlägt. Die Angst ist zu groß, dass man beispielsweise wegen der Essgewohnheiten ausgelacht wird oder Schwangeren Frauen aus dem Weg geht, weil diese sich ja übergeben könnten. Soziale Kontakte werden immer weniger und schließlich mindert sich auch die Fähigkeit, neue Kontakte aufzubauen. Ja, man wird zu einem richtigen Außenseiter und das Selbstwertgefühl sinkt. Ich selbst habe des öfteren Verabredungen kurzfristig abgesagt, meistens wenn es in die Disco gehen sollte. Ich konnte Alkohol noch nicht einmal mehr riechen, so angewidert war ich davon. Und zu guter Letzt hatte mich auch fast niemand mehr gefragt, ob ich mitkommen möchte. Es wurde vorausgesetzt, dass ich eh keine Lust haben würde. Und damit hätten sie wahrscheinlich auch Recht gehabt.

Deswegen müssen wir rausgehen, wir müssen uns bewusst verabreden und dürfen unser Selbstbewusstsein nicht verlieren. Wir müssen am täglichen Leben teilnehmen, denn darum sind wir auf dieser Welt, um zu leben ! Und zwar mit Freude!

Und wenn es nicht die Disco ist, dann ist es eben der Kaffeeklatsch mit einer Freundin oder eine Shoppingtour oder was man halt gerne mag. Hauptsache man hat Kontakt und ist mal draußen. Denn hat man den Anschluss erst einmal verloren, ist es sehr schwer, ihn wieder zu finden. Man schämt sich ja selbst, wenn man immer wieder absagt und es ist ja auch peinlich. Irgendwann traut man sich den Leuten nicht mehr unter die Augen und so gehen mitunter wichtige Freundschaften auf Dauer verloren. Auch bei mir ist es leider so gewesen und ich habe einige liebe Menschen deswegen verloren, was ich heute sehr bereue. Doch die Scham ist noch zu groß, um mich bei ihnen dafür zu entschuldigen.

Seit diesem letzten Vorfall, als ich 17 Jahre alt war, hatte ich mich bis zu Beginn meiner Schwangerschaft nicht mehr übergeben. Ganze 6 Jahre. Ich war selten krank, hatte höchstens mal eine Erkältung. Ich verzichtete weiterhin auf Alkohol und bestimmte Nahrungsmittel und ließ mir nach außen hin nichts anmerken. Noch nicht einmal meinem Freund hatte ich mich anvertraut. Aber ein Jahr später war es schließlich auch aus mit uns. Er hatte mich betrogen, ich gab ihm sogar noch eine zweite Chance, aber die nutzte er ebenfalls damit, mich zu betrügen. Mir ging es hundeelend. Er war meine erste große Liebe und wir waren ganz schön lange zusammen. Sicher kennen viele von Ihnen dieses Gefühl. Aber das Leben musste ja weiter gehen. Ich beendete meine Lehre und wurde anschließend übernommen. Ich vergrub mich so gut es ging in meiner Arbeit. Wurde hier und da befördert und war immer mal wieder in unterschiedlichen Städten beschäftigt. Sicher hatte man zwischendurch auch mal einen neuen Freund aber Beziehungen waren generell nicht von langer Dauer. Es war schwer für mich neue Kontakte aufzubauen und bestehende Beziehungen länger zu halten. Denn irgendwie ist es ja auch eine Lüge, wenn man nicht alles über sich erzählt und sich einem Menschen nicht völlig anvertrauen kann. Und Beziehungen, die auf Lügen oder Geheimnissen aufgebaut sind, halten meist nicht lang.

So kam ich in diesen 6 Jahren ganz gut über die Runden. Ich war sehr abgelenkt und hatte kaum Zeit an die Übelkeit zu denken. Wenn ich wieder diesen Kloß im Hals hatte, lenkte mich meine Arbeit davon ab. Freunde hatte ich nur wenige in dieser Zeit. Man gilt schnell als Spaßbremse, wenn man keinen Alkohol trinkt. Wenn ich doch einmal Verabredungen in die Disco hatte, bin ich so gut wie immer gefahren. Denn dann hatte ich immer eine Ausrede nichts trinken zu "können". Wenn ich gefragt wurde, warum ich eigentlich nie was trinke, antwortete ich : " Weil's mir nicht schmeckt" . Aber selbst dabei wurde ich schief angeguckt und die meisten Leute sagten, dass Alkohol ja auch nicht zum schmecken da sei. Fertig waren sie mit mir. Aber verübeln konnte ich es ihnen natürlich nicht. Denn welche 20-jährige in einer Disco hatte kein Glas in der Hand?! Betrunkenen Menschen ging ich dann so gut wie's ging aus dem Weg und hielt die Luft an wenn jemand mit mir sprach, der Alkohol getrunken hatte oder ich atmete durch den Mund.

Als ich 22 Jahre alt war, kam ich mit meinem jetzigen Freund zusammen. Wir kannten uns schon seit ich 13 war. Und irgendwie war da immer etwas zwischen uns. Es war nur nie der richtige Zeitpunkt für uns gekommen. All die Jahre blieben wir in Kontakt. Nannten uns beste Freunde. Aber ich denke intuitiv wussten wir beide, dass da mehr war. Nach 9 Jahren fanden wir nun endlich zusammen und dann ging alles ziemlich schnell. Nach 5 Monaten hielt ich den positiven Schwangerschaftstest in meinen Händen.

Er war der erste Mensch, dem ich von meinen Gefühlen und meiner Angst vor dem Erbrechen erzählt habe und ich habe es nie bereut. Ich habe ihm genau geschildert, wie es mir dabei geht und was mit mir passiert. Es war unglaublich schön, endlich nach all diesen Jahren mit jemandem darüber reden zu können ohne ausgelacht zu werden oder

Kommentare zu hören, wie " Ja ich finde kotzen auch immer eklig".

Es war beruhigend zu wissen, dass nun endlich jemand da ist, der weiß, wie er damit umgehen muss und was zu tun ist, wenn es wieder passiert. Für sein Verständnis und seine Offenheit bin ich ihm sehr dankbar gewesen und liebte ihn dafür umso mehr.

Kapitel 5

Als ich am Ende des 7. Monats schwanger war, ging es mir etwas besser. Mein Eisenwert war wieder fast im Normalbereich, ich nahm vorm Schlafengehen Antidepressiva und so konnte ich halbwegs gut einschlafen. An einem Morgen beschloss ich mal im Internet nachzuforschen, ob es Leute gibt, denen es ebenso geht wie mir. Ich las allerhand über Krampfanfälle, Ängste und Phobien, bis ich auf die Website www.emetophobie.de stoß. Und siehe da, es gibt tatsächlich so viele Menschen, die genauso wie ich Angst vor dem Erbrechen haben.

Es war ein gutes Gefühl zu sehen, dass ich nicht alleine bin. Endlich wusste ich, dass ich nicht verrückt bin. Das dies eine Krankheit ist und einen Namen hat, beruhigte mich ein wenig. Nun konnte ich endlich in Worte fassen, was mit mir los ist. Hierfür ein großes Dankeschön für diese

Website. Als mein Freund von der Arbeit kam, erzählte ich ihm davon und das es nicht nur mir so geht mit der Angst. Ich fühlte mich ein Stück befreiter durch diese Erkenntnis und das ich so offen mit ihm darüber sprechen konnte. In den nächsten Tagen las ich viel im Internet über diese Krankheit und Beiträge von verschiedenen Leuten, die täglich mit der Angst leben. Dabei musste ich mit Bedauern feststellen, dass es vielen Emetophobikern noch schlechter geht als mir.

Im 8. und 9. Monat meiner Schwangerschaft hatte ich nicht mehr so viel Zeit um der Erkrankung weiter auf den Grund zu gehen. Ich war voll beschäftigt mit der Geburtsvorbereitung, den letzten Besorgungen für den neuen Erdenbürger und den Gedanken an die bevorstehende Geburt. Ich hatte Angst. Fürchterliche Angst. Noch nicht einmal vor den Schmerzen (die im Nachhinein sehr heftig waren); vielmehr davor, mich unter den

Wehen übergeben zu müssen. Ich hatte gelesen, dass viele Frauen sich unter den Wehen übergeben. Doch andererseits, was hätte schon groß passieren können; ich war ja im Krankenhaus. Die hätten doch sicher gewusst, was zu tun ist. Mein Krümel ließ sich 1 Woche nach dem Entbindungstermin immer noch nicht blicken. Also musste ich zur Einleitung ins Krankenhaus. Einen Tag später und nach 10,5 Stunden Wehen war die kleine Maus da. Mir war zwar schlecht während ich versuchte die Wehen zu veratmen aber übergeben musste ich mich Gott sei Dank nicht. Ich habe sogar noch Zwieback gegessen und Milch gegen das Sodbrennen getrunken, was die Schwestern sehr lustig fanden. Und was die Hebamme angeht, nun ja, meine schlimmste Befürchtung hatte sich bestätigt. Es war die Hebamme, die ich schon damals im Krankenhaus in der Nachtschicht ertragen musste. Hätten nicht weitere 4 Frauen zur gleichen Zeit ihr Baby bekommen, hätte ich nach einer anderen Hebamme verlangt. Aber

nun musste ich da durch und es war leider
ein unschönes Geburtserlebnis für mich.

Die ersten beiden Tage nach der Geburt
waren die besten. Mir war nicht schlecht
und ich musste auch nicht daran denken. Ich
konnte ganz normal essen ohne mich
ablenken zu müssen, weil ich die ganze Zeit
nur an dieses kleine vollkommene Wesen
gedacht habe. Sogar die Schmerzen wurden
von diesem Gefühl unterdrückt.
Ich fühlte mich wie auf Wolke 7. Es war wie
ein Zauber.
Doch leider hielt dieser Zauber nicht lange
an. Ich hatte die Kleine an einem
Donnerstag Vormittag entbunden und am
Samstag hatte ich die Klinik wieder
verlassen. Vor allem weil ich nicht wollte,
dass diese Hebamme meinem Baby allzu
nahe kommt. Ich bin auch eine sehr
eigenständige und eigensinnige Person und
möchte immer alles alleine machen und
daher ging es mir etwas auf die Nerven, dass
ständig Leute reintrullerten, die mir zeigen

wollten wie ich stillen muss und wie ich den Popo sauber mach. Ich weiß, sie wollten ja alle nur helfen aber so bin ich halt. Ich hätte mich schon gemeldet, wenn ich Hilfe benötigt hätte.

Kapitel 6

Zu Hause angekommen, warteten schon einige Verwandte, Bekannte und Freunde auf uns, um den neuen Erdenbürger zu begrüßen. Doch in diesem Augenblick war mir das alles einfach zu viel. Ich ging nach oben und weinte. Die Dammschnittnaht brannte, ich war total erschöpft und müde. Seit 4 Tagen hatte ich nur stundenweise Schlaf. Und nun waren sie alle dort unten versammelt, ohne dass mich mal jemand gefragt hatte, ob ich das möchte. Ein dicker Kloß begab sich in meinen Hals und mir wurde übel. Also legte ich mich hin und schlief erstmal. Später am Abend ging ich noch runter, als nur noch einige Leute da waren. Ich musste ja schließlich irgendwann mal was essen, sonst wäre ich wahrscheinlich für immer da oben geblieben.

Die nächsten Wochen waren ziemlich turbulent. Die Kleine forderte unsere ganze Aufmerksamkeit, besonders nachts. Manchmal fühlte ich mich ganz schön überfordert und jeden Tag war mir wieder übel. Ich dachte oft an die Schwangerschaft zurück und wie schlecht es mir ging. Ich hatte gehofft, die Übelkeit und die Angst davor würden verschwinden wenn das Baby erstmal da ist. Aber dem war leider nicht so. Alle Nahrungsmittel, von denen ich mich in der Schwangerschaft übergeben hatte, mied ich weiterhin, aus Angst, ich könnte mich wieder übergeben. Spargel zum Beispiel habe ich noch 9 Monate nach meiner Schwangerschaft gemieden, der Ekel war zu groß.

Ich hatte weitestgehend meine alten Gewohnheiten aufrecht erhalten. Tabletten waren nun in der Stillzeit tabu. Aber durch den Schlafmangel konnte ich auch so recht gut einschlafen.

Umso besser es mit der Kleinen lief, umso öfter musste ich wieder an die Schwangerschaft denken. An die Übelkeit, ans Übergeben, an die Angst und die Panik.

Als ich an einem Morgen aufwachte, beschloss ich, dass dies aufhören musste. Ich wollte keine Angst mehr haben, nicht die ganze Zeit ans Übergeben und die Übelkeit denken. Ich wollte wieder alles essen, was ich möchte. Ich wollte Alkohol trinken und keine Spaßbremse mehr sein. Ich wollte für mein Kind da sein und mich nicht mehr mit meinem Freund darüber streiten, dass mich das alles überforderte. Es musste aufhören. Jetzt war Schluss! Man kann doch nicht sein ganzes Leben damit vergeuden, dachte ich. Andere Menschen leben doch auch normal. Es muss doch einen Weg geben, diese Angst zu überwinden. Für meine Tochter, für meinen Freund und für mich.

Und so begann ich damit, mir meine eigene "Therapie" zu erstellen.

Kapitel 7

Ich begann damit, gründlich im Internet
über die Emetophobie nachzuforschen. Ich
las allerhand über die Ursachen, Symptome,
Behandlungen und Beiträge von
Forenmitgliedern. Ich sammelte alles, was
auch auf mich zutraf heraus und erstellte mir
eine Liste mit den Problemen, die ich
angehen musste. Mit den Ängsten, denen
ich mich stellen musste.

Beginn der Angst:

Woher diese Angst kam, hatte ich ja schon
herausgefunden. Ein traumatisches Erlebnis
in meiner Jugend im Zusammenhang mit
dem Erbrechen würden Ärzte
wahrscheinlich sagen. Es war wichtig für
mich, herauszufinden, wo die Ursache für
meine Krankheit liegt oder wie alles
angefangen hat. Wie ich schon beschrieben
hatte, habe ich diesen Vorfall lange
verdrängt. Ich wollte alles, was ich

verdrängt hatte wieder aufarbeiten. Ich denke, dies ist ein wichtiger Prozess für das eigene Gehirn, denn ich habe diese Ereignisse ja nie richtig verarbeiten können. Hier fing übrigens mein Grundgedanke an, über meine Geschichte ein Buch zu schreiben. Dieses Buch trägt ebenfalls zur Aufarbeitung meiner Erlebnisse bei und wird für mich einen schönen Abschluss darstellen.

Essverhalten:

Wohl eines der schwerwiegendsten
Probleme als Emetophobiker. Ich versuchte,
mich meinem Essverhalten zu stellen. Ich
schaute nicht mehr aufs MHD, wenn ich
eine Sache aus dem Kühlschrank nahm. Ich
versuchte nicht mehr darüber nachzudenken,
was ich esse. Wenn Familienfeiern waren,
aß ich das, was auf den Tisch kam.
Ausnahmslos. Ich trank ein Glas Sekt, um
anzustoßen.
Alles Dinge, die ich vorher gemieden hatte.
Ich aß sogar Spargel, von dem ich mich in
der Schwangerschaft übergeben hatte.

Schlecht war mir immer noch dabei, aber
ich dachte, irgendwie muss ich meinen
Körper wieder dazu bringen, sich nicht
davor zu ekeln. Ihn quasi wieder an die
Dinge gewöhnen, die ich vorher gemieden
hatte. Ich fing klein an. Hier mal ein Stück,
da mal ein Bissen und hier mal einen
Schluck. Ich versuchte nichts

auszuschlagen, was man mir angeboten hatte. Und nach mehreren Wochen ging es bergauf. Ich fing wieder an, normal zu essen. Das zu essen, worauf ich Lust hatte und soviel zu essen wie ich wollte. Es machte mir Spaß. Natürlich musste ich mir immer wieder einreden, dass mir davon nicht schlecht werden kann. Das tat ich vor jedem Essen und tue es heute manchmal noch. Für mich ist es dann, als würde sich ein Schalter umlegen in meinem Kopf, der sagt, jetzt ist die Bahn frei. Das hatte mir ungemein geholfen. Manchmal sah ich heimlich meinem Freund beim Essen zu. Ich wusste ja, dass es ihm nicht übel werden würde und so war es meine Ermutigung, dasselbe zu essen. Es hat Monate gedauert, ehe mein Kopf frei war von den Gedanken, dass mir von irgendetwas schlecht werden könnte. Aber es hat funktioniert. Heute kann ich alles essen, was ich möchte, ohne darüber nachzudenken. Man muss immer am Ball bleiben und sich nicht unterkriegen lassen. Man darf die Gedanken nicht zurückkommen lassen. Man muss immer nach vorne sehen. Sollte ein Tag nicht so gut gelaufen sein, wird der nächste halt umso besser. Man darf einfach nicht aufgeben und muss sich selbst immer wieder motivieren. Ich habe mir zum Beispiel einen Zettel an den Kühlschrank geklebt und immer wenn ich etwas herausholen wollte, schaute ich vorher auf den Zettel, auf dem stand : Nicht aufs MHD sehen ! Die Sachen sind alle frisch ! Oder einen Zettel über der Spüle. Wenn ich Obst essen wollte oder Gemüse stand auf dem Zettel : Einmal waschen reicht völlig aus! . Ich brauchte solche kleinen Dinge am Anfang, um mich selbst immer daran zu erinnern, dass ich nichts schlechtes essen würde und um mich zu motivieren. Heute komme ich auch ohne sehr gut zurecht.

Soziale Abkapselung:

Aufgrund dessen, dass ich mich schämte, hatte ich mit niemandem außer meinem Freund darüber geredet. Und selbst bei ihm, der einige Male mitbekommen hatte, wie ich mich übergebe und wie ich im Garten den Tennisball vor mir her geschossen hatte, glaubte ich nicht, dass er mich auch nur im geringsten verstehen konnte. Die ganze Zeit tat ich vor meinen Verwandten und Bekannten so, als würde es mir besser gehen. Der Spruch: Schwangerschaft ist doch keine Krankheit!, gab mir auch nicht grade das Selbstvertrauen, dass ich gebraucht hätte.

Ich begann, mich wieder zu verabreden. Aus meinen eigenen 4 Wänden zu gehen. Ich ging jeden Tag 1-2 Mal mit meiner Tochter im Kinderwagen spazieren. Ging bewusst in die Geschäfte und in Supermärkte. Ich aß wieder in Restaurants und bei McDonalds oder Burger King .Ging ins Kino und zu

Stadtfesten. Auf Flohmärkte und wohin mich sonst einer einlud. Und das tat mir unglaublich gut. Sicher fiel es mir am Anfang sehr schwer wieder unter Leute zu gehen. Besonders wenn ich gesehen hatte, dass es jemandem schlecht geht, ging ich der Person anfangs aus dem Weg. Doch ich dachte, ohne Konfrontation wird es nie besser. Es ist wichtig, etwas mit Freunden zu unternehmen. Und es ist wichtig Freunde zu haben. Sie geben uns ein Gefühl der Zugehörigkeit und Geborgenheit. Man kann mit ihnen lachen und weinen. Aber auch die Familie sollte nicht in Vergessenheit geraten. Denn die Familie gibt einem Halt und ist immer da, wenn man sie braucht. Deshalb sollten regelmäßige Besuche Pflicht sein. Ich denke, hätte ich meiner Familie damals schon erzählt, was mit mir los ist, hätten sie in vielen Dingen Rücksicht auf mich genommen. Es ist wichtig, wenigstens 1 oder 2 Personen zu haben, denen man sich anvertrauen und auf die man sich verlassen kann. Also weihte ich auch meine Mutter in meine Situation ein, was für mich kein leichter Schritt war. Ich wollte nicht, dass sie sich Sorgen macht oder gar enttäuscht von mir ist. Und so war es auch nicht. Sie brachte Verständnis auf und versuchte gewisse Dinge zu vermeiden, wie zum Beispiel "Kotzen" oder "Brechen" zu sagen. Ich finde, umso mehr Leute Bescheid wissen, umso leichter wird es mit der Zeit. Denn alle versuchen dich zu unterstützen und dich nicht zu verurteilen, wenn du mal wieder aus dem Raum gehst, um einer Situation aus dem Weg zu gehen. Das ist eine große Hilfe. Jeden Tag aufs Neue hatte ich mich überwunden aus dem Haus zu gehen und nach einigen Wochen machte es mir nichts mehr aus. Ich ging wieder gerne raus, traf mich gerne wieder mit Freunden, entdeckte meinen Geschmack wieder für Fast Food und für Restaurants und natürlich meine Leidenschaft für gute Filme. Man muss sich selbst immer wieder in den Popo treten und darf nicht zurückfallen in die alte Zeit. So gewöhnt sich denke ich der Körper und der Kopf wieder an die normalen Dinge des Lebens, die vorher nicht mehr normal für mich waren.

Es ist nicht selten, dass ein Emetophobiker irgendwann an Depressionen leidet, wenn er nicht mehr aus dem Haus geht. Freundschaften brechen auseinander, das Selbstbewusstsein wird gestört, man fühlt sich nutzlos oder sogar wertlos, wenn niemand mehr Kontakt zu einem sucht. Man fühlt sich hilflos, weil man denkt, dass man an der Situation nichts ändern kann. Man redet sich so viele Dinge immer wieder ein, bis man schließlich auch daran glaubt, dass sie wahr sind und verliert damit seinen Sinn für die Realität.

Aber jeder Mensch ist doch wichtig und wird von irgendjemandem gebraucht und geliebt.
Und für jene Menschen ist es doch wichtig, an sich selbst zu glauben und zumindest zu versuchen ein Stück weit besser mit dieser

Krankheit klar zu kommen. Für jene, die wir schätzen und lieben und letztendlich auch für uns selbst.

Kapitel 8

Körperliche Begleitsymptome:

Ein Magengrummeln, komische Geräusche aus dem Darm, Sodbrennen, alle diese Dinge gaben mir schon den Anlass, zu vermuten ich müsste mich bald übergeben. Ich hatte ständig Magenschmerzen und bildete mir ein, ein Magengeschwür oder ähnliches zu haben. Also galt es als erstes einen Arzt aufzusuchen, der die organischen Sachen untersucht. Ich erzählte nur, dass ich ständig Magenschmerzen habe und dass mir übel sei. Zuerst verschrieb sie mir ein Medikament, da sie eine Magenschleimhautentzündung vermutete und machte einen Folgetermin zum Ultraschall. Eine Woche später stellte sich bei diesem jedoch nichts heraus. Sie hatte sich alle Organe angesehen, die sie per Ultraschall sehen konnte. Nach 2 Wochen ging ich wieder hin und sagte ich hätte immer noch Magenschmerzen.

Dieses Mal schickte sie mich zur Magenspiegelung. Aber wie ich es schon erwartet hatte, war auch hier alles in bester Ordnung.

An dieser Stelle möchte ich allen, die Angst vor einer Magenspiegelung haben, beruhigen. Ich kann nun sagen, dass diese überhaupt nicht schlimm ist und man nichts davon merkt, wenn man sich eine Spritze geben lässt. Ich hatte 2 Tage vorher schon Angst davor und konnte mir einfach nicht vorstellen, dass ich das nicht merken würde. Die Vorstellung, das da etwas durch meine Speiseröhre fahren sollte, war mir zuwider. Doch schon als ich in den Behandlungsraum trat, sagte der Arzt zu mir, ich bräuchte keine Angst haben, weil ich ja nichts merken würde. Ehe ich mich versehe, würde ich wieder aufwachen und alles wäre schon vorbei. Und genauso war es dann auch. Ich lag auf der Liege und sollte auf ein Plastikteil beißen, wo später der Schlauch durchgeführt wird. Dann gab mir der Arzt die Spritze und innerhalb von 5 Sekunden war ich weg. Als ich aufgewacht bin, war alles schon vorbei und ich habe nichts gemerkt. Also ihr braucht wirklich keine Angst davor haben !

Nun war meine größte Barriere im Kopf verschwunden. Ich konnte nun die organischen Dinge, die ich befürchtet hatte, ausschließen. Seit ich wusste, dass mit meinem Magen alles bestens ist, hatte ich bis zum heutigen Tag keine Magenschmerzen mehr. Es war nun definitiv eine Kopfsache gewesen. Ich war froh, dass sich meine Befürchtungen nicht bestätigt hatten. Ich denke ich hatte immer einen Grund gesucht bzw. eine Ausrede, warum mir immer übel ist. Ich wollte mir nie eingestehen, dass dies psychologischer Natur sein könnte. Aber genau so war es.

Viele Emetophobiker haben mit körperlichen Begleitsymptomen zu kämpfen. Anhaltender Übelkeit, Schwindel,

Magenschmerzen oder Magenkrämpfe,
Sodbrennen , Herzrasen oder
Schweißausbrüche und es gibt noch mehr.
Ich für meinen Teil hatte stark mit der
Übelkeit und den Magenkrämpfen zu
kämpfen. Ich bildete mir ein, ein
Magengeschwür oder Ähnliches zu haben.
Da Emetophobiker jedoch jegliches
Magenräusch oder normale Darmgeräusche
als krankhaft auffassen, werden die
Symptome von uns selbst
heraufbeschworen. Wie ich schon einmal
beschrieben hatte, ist die Macht der
Gedanken da sehr groß. Auch ich musste
erstmal wieder für mich lernen, was normal
ist und was nicht. Heute nehme ich nicht
mehr gleich an, dass etwas nicht stimmt, nur
weil mein Darm mal wieder Selbstgespräche
führt.

Kapitel 9

Ich habe Monate gebraucht, um meinen eigenen Therapieplan durchzuziehen, doch es hat sich gelohnt. Ich kann wieder ein fast normales Leben führen ohne jeden Tag an Übelkeit oder Erbrechen zu denken. Sicher gibt es noch Situationen, in denen ich so meine Probleme habe, aber ich bin auf dem besten Wege diese zu bewältigen. Trotz dieser für mich sehr anstrengenden Schwangerschaft, bin ich froh, diesen Schritt gegangen zu sein. Ich habe das schönste Geschenk der Welt dafür erhalten, meine Tochter. Jeden Tag hilft sie mir durch ihre bloße Anwesenheit die Emetophobie zu bekämpfen. Ich weiß nicht, ob ich jemals schwanger geworden wäre, wenn meine Kleine sich da nicht zufällig durchgemogelt hätte. Das schlimmste ist, wenn man alleine ist mit seiner Angst. Wenn niemand da ist, mit dem man darüber reden kann oder der einen ablenkt. Oder der zur Not da ist, sollte man sich wirklich übergeben müssen. Ohne meine kleine Familie hätte ich es sicher nicht so weit gebracht.

Da die Emetophobie im Kopf anfängt, muss man denke ich auch genau dort anfangen, sie zu bekämpfen. Es bedarf sehr an Willensstärke, der Emetophobie auf den Grund zu gehen. Man darf einfach nicht aufgeben, auch wenn mehrere Anläufe nötig sind. Man muss immer stark bleiben und immer nach vorne sehen und sich selbst sagen, dass es so nicht weiter gehen kann. Man muss wieder leben wollen und Spaß haben wollen und allen schlechten Gedanken daran trotzen. Man muss sich auf die schönen Dinge im Leben konzentrieren. Auf die Menschen, die man liebt. Auf die Dinge, die man gern tut. Auf die kleinen Sachen, die das Leben schöner machen. Einige von Ihnen werden jetzt sicher denken, dass dies einfacher gesagt ist, als getan. Und damit haben Sie auch Recht. Aber mal ehrlich, was haben Sie denn schon zu verlieren? Wer nicht wagt, der nicht gewinnt. Und es wäre doch wirklich traurig, wenn man sich sein ganzes Leben lang schlecht fühlen müsste. Wenn ich es geschafft habe, wieder fast normal zu leben, dann schaffen andere das auch. Einen Versuch ist es in jedem Fall wert. Auch wenn dies der Gang zum Psychologen und zur Magenspiegelung bedeutet. Immerhin lebt man nur einmal. Und dieses Leben sollte man versuchen, zu genießen.

Kapitel 10

Sollte ich doch mal wieder einen schlechten Tag haben, halte ich mir immer vor Augen, was ich bis jetzt schon erreicht habe. So falle ich nicht in mein altes Muster zurück.

- Ich habe herausgefunden, woher meine Emetophobie stammt und meine Erinnerungen an alle Vorfälle im Zusammenhang mit dem Erbrechen aufgearbeitet.

- Ich esse und trinke das, worauf ich Lust habe, gehe wieder in Restaurants und esse wieder Fast Food. Ich schaue meistens nicht mehr aufs MHD, wenn ich etwas aus dem Kühlschrank nehme und wasche Obst und Gemüse vor dem Verzehr nur noch einmal ab statt zehnmal.

- Ich treffe mich wieder mit Freunden und habe wieder Lust auf Unternehmungen

wie Kino oder Feste und sage
Verabredungen nicht mehr kurzfristig ab.

- Ich gehe jeden Tag mit meiner Tochter
spazieren auch in Supermärkte und
andere Geschäfte.

- Ich habe meine Mutter und andere
Familienmitglieder sowie meinen
Lebensgefährten in meine Emetophobie
eingeweiht und sie unterstützen mich
nun, wo sie können.

- Ich bin zum Arzt gegangen und habe
tatsächlich eine Sonographie und eine
Magenspiegelung machen lassen, wovor
ich sehr große Angst hatte. Die
Magenspiegelung ergab, das es meinem
Magen an nichts fehlte.

- Ich habe keine Magenschmerzen mehr
und denke nicht bei jedem
Magengeräusch immer gleich an etwas

Schlechtes.

- Ich brauche keine Medikamente mehr und kann wieder gut schlafen.

- Mein erster Gedanke am Morgen gilt nicht mehr der Übelkeit, sondern meiner kleinen Familie.

Ich weiß, dass viele von Ihnen denken, dass das, was ich erreicht habe, unmöglich zu schaffen ist. Dieses Buch soll auch kein Ratgeber sein oder einen Weg zur Heilung versprechen. Es soll vielmehr zeigen, dass sie mit dieser Krankheit nicht allein sind. Und es soll denjenigen Hoffnung geben, die daran glauben, die Krankheit besiegen zu können und jeden Tag darum kämpfen. Und es soll denjenigen ein Lichtblick sein, die denken, dass es keine Heilung gibt. Ich habe dieses Buch auch geschrieben, um für mich einen persönlichen Abschluss zu schaffen und den Menschen zu danken, die mir dabei geholfen haben. Mir ist ebenfalls klar, dass es für mich keine vollkommene Heilung gibt, denn ich werde immer wieder Angst vor dem Erbrechen haben. Aber ich habe mir geschworen, erst wieder Angst zu haben, wenn es soweit ist und anschließend so weiter zu leben, wie bisher. Ohne die tägliche Angst, die Panik oder Medikamente. Ich habe mir geschworen, keinen Gedanken mehr daran zu verschwenden, wenn mir nicht wirklich übel ist. Ich möchte so leben, wie andere Menschen es tun. Und ich hoffe, dass viele Emetophobiker ebenfalls ihre Angst überwinden und ein normales und glückliches Leben führen können.

Schlusswort

Ich möchte allen danken, die meine Geschichte gelesen haben. Ich hoffe, dass meine Erfahrungen einigen Emetophobikern helfen können und dass jene, denen diese Krankheit bisher unbekannt war, etwas darüber gelernt haben, wie uns zumute ist und offen damit umgehen.

Besonderer Dank gilt meinem Lebensgefährten, der das Ende dieses Buches so geduldig abgewartet hat. Meiner Tochter, weil sie jeden Tag mein Sonnenschein ist, der mein Leben ein wenig heller macht. Und meinen Eltern und Geschwistern, weil sie immer für mich da sind.

Auch möchte ich an dieser Stelle Books on Demand danken, dass sie mir auf so einfachem Wege ermöglicht haben, mein Buch zu veröffentlichen.

Ich wünsche allen Emetophobikern viel Glück und Erfolg auf ihrem weiteren Weg mit der Bekämpfung dieser Krankheit, denn ich weiß, dass es sich lohnt um ein normales Leben zu kämpfen.